AF240296

# EAUX MINÉRALES

## GAZEUSES, NATURELLES

# DE CONDILLAC

### (REINE DES EAUX DE TABLE)

## EXTRAIT

### DU TRAITÉ GÉNÉRAL ET PRATIQUE

# DES EAUX MINÉRALES

### DE LA FRANCE ET DE L'ÉTRANGER

PAR

## J. E. PÉTREQUIN

Ex-Chirurgien en chef de l'Hôtel-Dieu de Lyon, Professeur à l'École de Médecine
de la même ville, etc.

ET

## A. SOCQUET

Médecin de l'Hôtel-Dieu de Lyon, Professeur à l'École de Médecine de la même ville, etc.

## OUVRAGE COURONNÉ

Par l'Académie impériale de Médecine de Paris, aux concours de 1855 et 1857
(Médaille d'or).

## PARIS

IMP. LITH. DE LENDER ET Cᵉ,

22, RUE COQUILLIÈRE, 22.

1860

# EAUX MINÉRALES

GAZEUSES, NATURELLES

# DE CONDILLAC

## (REINE DES EAUX DE TABLE)

1860

# INTRODUCTION

Les eaux de Condillac sont connues du corps médical. En moins d'un an, elles ont acquis, dans le nord de la France, une véritable renommée. A Paris, particulièrement, il est peu de praticiens qui n'aient eu l'occasion d'en constater les propriétés bienfaisantes.

Le succès a été tel, que l'industrie des eaux gazeuses artificielles s'en est émue, malgré le bas prix relatif de ses produits, plus ou moins salubres. Les fabricants les mieux avisés ont compris le danger qu'il pourrait y avoir pour eux à lutter contre une semblable concurrence. Au lieu de le tenter, ils se sont eux-mêmes faits les propagateurs des eaux de Condillac, se constituant ainsi les auxiliaires du corps pharmaceutique parisien.

Le plus grand danger pour les choses réellement bonnes, c'est l'exagération de leurs apologistes. Que de sources minérales sont tombées dans un discrédit immérité, par suite des louanges outrées dont elles avaient été l'objet! On oublie trop souvent que rien n'est compromettant comme un maladroit ami.

La compagnie fermière des eaux de Condillac, s'estime heureuse de trouver une appréciation aussi impartiale que complète dans une œuvre recommandable de deux publicistes émiments, MM. Pétrequin et Socquet, de Lyon. Le *Traité général et pratique des eaux minérales*, deux fois couronné par l'Académie de médecine, — hommage insolite, — est, de l'avis des hommes compétents, le principal monument hydrologique de notre époque. Les savants auteurs, en élucidant les questions jusqu'ici les plus obscures, en soumettant à une saine critique les travaux de leurs devanciers, en faisant justice des éloges outrés, auront rendu à la thérapeutique un service signalé. La compagnie des eaux de Condillac croit devoir extraire de ce Traité magistral les passages qui concernent les sources dont elle a entrepris l'exploitation. Les praticiens ne sauraient trouver un meilleur guide dans l'emploi presque journalier qu'ils peuvent avoir à faire des eaux de Condillac. Ce n'est plus une voix intéressée qui parle, c'est la voix de la science pure et d'une expérience consommée ; c'est, pour ainsi dire, la voix de l'Académie elle-même, puisque ce corps savant a honoré deux fois de ses suffrages l'œuvre de MM. Pétrequin et Socquet.

# EXTRAIT

### DU

# TRAITÉ GÉNÉRAL ET PRATIQUE

## DES EAUX MINÉRALES

### DE FRANCE ET DE L'ÉTRANGER.

———————————————

## CHAPITRE PREMIER.

DÉTERMINATION ET CLASSIFICATION DES SOURCES MINÉRALES ALCALINES.

Dans ce chapitre, les deux lauréats de l'Académie divisent les eaux alcalines en quatre ordres :

1er Ordre : sources alcalines *sodiques* ou *potassiques*.
2e Ordre : — alcalines *calciques*.
3e Ordre : — *calciques magnésiques*.
4e Ordre : — mixtes.

En tête du premier ordre ( eaux alcalines *sodiques* ) ils placent Vichy.
En tête du second ordre ( eaux alcalines *calciques* ) ils placent Condillac.

« Les eaux minérales alcalines, dans lesquelles domine le carbonate de chaux, contiennent généralement moins de substances
solides que dans l'ordre des sodiques ; et, tandis que nous avons
vu la proportion des divers sels s'élever dans ces dernières à 6
(Vichy, Vals), 7 (l'Hôpital), et même 12 grammes (Bilin) par litre ;
nous ne constaterons guère un chiffre aussi élevé pour les eaux
alcalines calciques : ces eaux, pour la plupart, sont plus faiblement
minéralisées *et sont en général bien supportées.* Le carbonate de

chaux y est assez souvent accompagné d'une petite quantité de fer; la majeure partie des sources sont froides. »

« Nous plaçons en première ligne les eaux de *Condillac* et de Châteldon, parce qu'elles représentent un type assez pur, puisque, pour Condillac, sur 2 gr. 19 de principes fixes, il y a 1 gr. 35 de bicarbonate de chaux (non compris 0,24 de silicate de chaux.) »

« Le village de Condillac est à 12 kilomètres de Montélimar, 30 de Valence, et 2 seulement de la station de la Coucourde, sur le chemin de fer de Marseille à Lyon. Condillac possède deux sources (*Anastasie* et *Lise*), découvertes en 1845 ; ces eaux sont froides, 13° c.; elles se boivent peu sur place; il n'y a pas d'établissement thermal; elles s'exportent dans la France, l'Algérie, l'Italie, l'Angleterre. (*Médecin :* M. Pize.) »

## ANALYSE PAR M. O. HENRY, 1852.

### SOURCE ANASTASIE.

| | |
|---|---|
| Acide carbonique libre................ | 0 gr. 548 |
| Oxygène............................. | indéterm. |
| Bi-carbonate de chaux................. | 1 gr. 359 |
| — soude anhydre............. | 0 — 166 |
| — magnésie ............... | 0 — 035 |
| Silicate de chaux et d'alumine.......... | 0 — 245 |
| Chlorure de calcium et de sodium....... | 0 — 150 |
| Sulfate anhydre de soude.............. | 0 — 175 |
| — de chaux................... | 0 — 053 |
| Iodure, azotate, sel de potasse.......... | sensible. |
| Oxyde de fer crénaté et carbonaté...... | 0 — 010 |
| Matière organique.................... | indéterm. |
| | 2 gr. 193 |

(Les lignes « Bi-carbonate de chaux », « soude anhydre », « magnésie » et « Silicate de chaux et d'alumine » sont accolées par une accolade portant le total 1805.)

« L'eau de la *source Anastasie*, dit M. O. Henry, est agréable à « boire... et elle peut remplacer l'eau de Seltz naturelle. Il se dégage, « ajoute-t-il, beaucoup de gaz acide carbonique aux sources de « Condillac : aussi, est-il probable que l'eau prise au bouillon est « *sensiblement plus gazeuse* (que ne l'indique l'analyse), ce qui a

« presque toujours lieu en pareil cas (1). » Cette eau a une saveur acidule, piquante et agréable : M. Dupasquier l'a surnommée *la reine des eaux de table*. Elle excite l'appétit et facilite la digestion; c'est à la fois une eau médicinale et une eau de table, hygiénique. Rognetta la recommande comme une boisson extrêmement salutaire dans les gastralgies, les flatuosités, l'embarras gastrique ; et il ajoute qu'elle lui a paru d'une grande efficacité dans les irritations du col de la vessie, les maladies chroniques du foie, les pâles couleurs ; M. Sauvet signale ses bons effets dans la convalescence des maladies aiguës et des fièvres typhoïdes. M. Duval l'a proclamée la tisane des malades et des convalescents. M. Bouchardat la recommande dans la gravelle et les dyspepsies. » (P. 36 et 37.)

----

(1) « Cette présomption est passée à l'état de vérité démontrée aujourd'hui, et l'on ne peut élever aucun doute à ce sujet ; en effet, la source Anastasie forme de très-forts et continuels bouillons, ce qui prouve un excès d'acide carbonique dans ses eaux ; mais de plus, nous trouvons dans le rapport général du docteur Tampier (1854), médecin inspecteur de ces eaux, l'explication de la proportion inférieure d'acide carbonique, mentionnée dans l'analyse : « Les eaux, dit-il, envoyées à Paris, avaient été puisées « en hiver dans de mauvaises conditions, et à cette époque, il y « avait *mélange* d'un peu d'eau commune… » MM. Pétrequin, Guillermod et moi, avons, pour notre *Traité des Eaux minérales*, répété sur l'eau de Condillac quelques expériences analytiques et constaté : 1° qu'elle renferme, en effet, plus de gaz acide carbonique que ne l'indiquent les chiffres ci-dessus; 2° qu'elle est principalement minéralisée par des carbonates alcalins et quelques silicates ; 3° que la présence du fer y est sensible ; 4° qu'il y a des traces d'iode, etc….. L'eau de Condillac renferme une telle proportion de gaz acidulé, que l'on a dû prendre des précautions particulières (ficeler et goudronner les bouteilles), pour éviter le déplacement spontané des bouchons. » (Socquet, *Mémoires sur les Eaux de Condillac*, 1856).

# CHAPITRE II.

ÉTUDES MÉDICALES SUR L'ACTION PHYSIOLOGIQUE DES EAUX MINÉRALES
ALCALINES. — INDUCTIONS THÉRAPEUTIQUES.

Dans ce chapitre, les auteurs passent successivement en revue les divers systèmes organiques et indiquent, au fur et mesure, l'influence spéciale des eaux minérales alcalines suivant la prédominance *sodique, calcique* ou *magnésienne.* Condillac se trouve fréquemment cité, toujours en tête des eaux *calciques.*

## *Appareil digestif.*

« On peut dire en général que les eaux alcalines sont spécialement avantageuses contre l'atonie des voies digestives et la débilité intestinale. »

« ...... Il se présente ici une question importante, c'est le choix des eaux : la division nouvelle que nous avons introduite nous permettra d'établir quelques règles générales, que viennent corroborer les appréciations de la chimie ; en général, les sources *sodiques* (toutes choses égales, d'ailleurs) sont plus stimulantes ; quand elles sont bien appropriées, elles déterminent une amélioration prompte....... Par contre, et en raison même de ces qualités stimulantes, les eaux alcalines *sodiques sont plus difficiles à tolérer ; nous avons vu plusieurs de nos malades ne pouvoir supporter ni la Grande-Grille, ni l'Hôpital, et se trouver forcés de quitter Vichy.* M. Patissier remarque judicieusement pour l'eau de Saint-Alban, que chez quelques personnes « *son usage prolongé peut amener une irritation des voies digestives.* »

« On peut, dans tous les cas, se rabattre sur les eaux alcalines *calciques,* parmi lesquelles on aura à choisir entre *Condillac,* Rieu-Majou et Châteldon, *généralement faciles à supporter.* » (P. 82 et 83.)

« ..... Les eaux de Vichy présentent un inconvénient réel, signalé même par M. Durand-Fardel : « Il ne manque qu'une « chose à Vichy, ce sont des sources *faiblement minéralisées.* » (P. 120).

Les auteurs discutent ensuite la question du régime et se résument ainsi :

« On est autorisé à conclure expérimentalement que les eaux alcalines, loin de nuire à la digestion, la favorisent au contraire, en stimulant la vitalité de l'estomac et augmentant la sécrétion du suc gastrique. Il n'est pas de praticien qui n'ait constaté que l'eau alcaline, loin d'entraver la digestion de la viande, par exemple, la facilite au contraire et l'accélère ; cette observation vaut toutes les théories, quand on peut la vérifier et la généraliser pour l'ensemble des eaux alcalines *sodiques* (comme Vichy, Vals, Saint-Alban), soit *calciques* (comme *Condillac*, Châteldon), soit calciques magnésiennes (Pougues, Saint-Galmier), soit enfin mixtes (Néris, Plombières.) » ( P. 86 et 87.)

### *Appareil urinaire.*

« ....... Les propriétés spéciales des sources *sodiques* sont un fait aujourd'hui vulgaire, et qui ressort de la pratique générale à Vichy, comme à Vals, à Châteauneuf, à Saint-Alban, etc. Leur action dissolvante se trouve augmentée par les doses qu'on fait pénétrer soit par le bain, soit par la boisson. »

« Quant aux propriétés des sources *calciques*, elles ne sont pas (tant s'en faut !...) aussi bien étudiées : il y a plus, la présence des carbonates calciques a beaucoup embarrassé jusqu'ici la plupart des observateurs ; quelques hydrologues, n'en connaissant pas la vertu, sont allés jusqu'à écrire : « Substances qui sont loin « d'être avantageuses dans les eaux minérales. » Les plus réservés les ont traitées de « substances insignifiantes. » Nous avons déjà mis en évidence leur influence sur le tube digestif ; pour l'appareil urinaire, les recherches de Robert Whytt ont depuis longtemps démontré l'action dissolvante des préparations calciques sur la pierre et la gravelle. La chaux faisait la base du fameux remède lithontriptique de madame Stephens ; et nous ferons remarquer que cette propriété spéciale est nettement signalée pour les eaux alcalines *calciques* de *Condillac*, de Châteldon, Rieu-Majou, etc. » (P. 92 et 93).

## Appareil génital.

« L'appareil génital se compose : 1° d'organes qui lui sont communs avec l'appareil urinaire et qui viennent d'être étudiés ; et 2° d'organes qui lui sont propres et dont nous allons nous occuper. »

« Il reçoit des modifications spéciales ; on a observé que les sources sodiques, qui sont stimulantes comme à Vichy, peuvent réveiller le sommeil des organes génitaux ; *mais cette excitation n'est que passagère*, le plus souvent. — Chez la femme, les eaux alcalines exercent une action physiologique complexe sur le système utérin : nous avons démontré qu'elles diminuent les sécrétions catarrhales (voy. *Appareil digestif et urinaire*) ; nous trouvons le même résultat généralement signalé pour la leucorrhée, et cela spécialement dans les sources sodiques ferrugineuses comme Vals, Saint-Alban, Châteauneuf, l'Hôpital, etc., *et surtout dans les sources calciques comme Condillac*, Châteldon, Rieu-Majou et celles qui s'en rapprochent le plus, telles que Pougues, Arlanc, etc. Les douches vaginales, dans ce cas, aident beaucoup à l'action des bains et des boissons. Quant aux troubles de la menstruation qui se lient soit à une chlorose, soit au catarrhe utéro-vaginal, soit à quelque engorgement de la matrice (engorgement mous, Willemin), ils sont avantageusement combattus aux mêmes sources. Enfin, il est reconnu que les eaux alcalines modifient heureusement, comme résolutrices, les engorgements chroniques de l'utérus et même des ovaires. »

« C'est, sans doute, par cet ensemble de circonstances, qu'elles peuvent favoriser la fécondation : c'est à ce point de vue qu'on a pu les préconiser contre la stérilité » (P. 95).

« ..... Le choix du médecin se portera sur telle ou telle d'entre elles (eaux alcalines), suivant qu'elle sera plus ou moins minéralisée par la soude, se rappelant que les moins minéralisées *sont mieux supportées*, prises à l'intérieur, toutes choses égales d'ailleurs. » (P. 143.)

# CHAPITRE III.

### ÉTUDES MÉDICALES SUR L'ACTION THÉRAPEUTIQUE DES EAUX MINÉRALES ALCALINES.

« Parmi les moyens employés pour la guérison des maladies chroniques, il n'en est point qui comptent autant de succès que les eaux minérales naturelles. Une foule de malades, dont les affections avaient résisté pendant des années aux traitements les plus rationnels, et suivis avec le plus de constance, ont trouvé souvent la guérison, presque toujours du soulagement aux sources minérales. Sans doute, les nouvelles conditions hygiéniques auxquelles les sujets viennent alors se soumettre, réagissent favorablement sur leur physique et sur leur moral, et doivent beaucoup contribuer à cet heureux résultat. Bordeu a fait très-bien ressortir tous les avantages de ces nouvelles circonstances, dans son *Traité des maladies chroniques* (Paris, 1775) ; mais d'un autre côté, il faut avouer que l'administration des eaux elle-mêmes a la plus large part à tous ces changements heureux, puisque, *transportées à de grandes distances, elles ont encore opéré des cures merveilleuses.*

« Les eaux minérales naturelles alcalines ont, pour leur part, une incontestable efficacité pour la guérison d'un grand nombre de maladies chroniques. Ces eaux méritent donc une attention spéciale pour les services signalés qu'elles peuvent rendre, lorsqu'elles sont convenablement administrées. » (P. 116).

« ....... D'une manière générale, les eaux alcalines *calciques* jouissent des mêmes propriétés thérapeutiques, que nous avons reconnues aux eaux alcalines sodiques ; mais nous établirons, d'après l'expérience médicale, que, toutes les fois que le carbonate *calcique* prédomine, elles réussissent particulièrement quand il existe des rapports acides ou nidoreux, et qu'il s'agit des affections chroniques du tube *intestinal avec tendance à la diarrhée et flatuosités.* On les a également employées avec avantage dans l'hypocondrie, maladie qui s'accompagne presque constamment de gaz dans les intestins, dans l'hystérie à forme vaporeuse et dans l'affection des voies urinaires (gravelle, catarrhe vésical, etc.) »

« Quant à la gravelle et aux calculs vésicaux, nous rappellerons ici une observation très-essentielle dont nous avons déjà tiré parti : c'est qu'avant d'envoyer les malades à ces eaux, il faut avoir soin de reconnaître la nature du calcul ou de la gravelle. »

Il est évident, en effet, que si l'on conseille les eaux alcalines calciques à un individu dont la gravelle ou le calcul sera un phosphate ou un oxalate de chaux, ou dont les urines sont déjà alcalines, au lieu de soulager on augmentera les accidents. » (P. 157.)

« ...... Les eaux de Condillac, par leur composition chimique, pourraient se placer en tête des eaux calciques ; car elles contiennent, par litre, 1 gr. 359 de bicarbonate de chaux sur 2,193 de principes fixes, et représentent ainsi un type bien dessiné pour cet ordre (source Anastasie.) »

« Dans un travail que l'un de nous (M. Socquet) a publié sur ces eaux, en 1856, nous avons essayé de faire ressortir leur aptitude dans certaines affections (*Mémoire sur les eaux de Condillac*, dans le *Recueil des travaux de la Société de médecine de Tours*, 1857, p. 50) ; le docteur Tampier en a fait aussi (1857) l'objet d'une étude au point de vue médical et hygiénique. »

APPAREIL DIGESTIF. — « Ces eaux étant fortement gazeuses, acidules, sont agréables à boire et peuvent servir comme boisson de table, en remplacement de l'eau de Seltz naturelle. Elles favorisent la digestion et réveillent l'appétit. En raison du bicarbonate de chaux qu'elles renferment, les eaux de Condillac (source Anastasie) sont utiles dans les mêmes maladies que celles de Châteldon ; ainsi, elles ont guéri des gastralgies et des dyspepsies, accompagnées de sécrétions acides stomacales, avec développement de gaz. « Elles aident merveilleusement à la digestion chez les con-« valescents, chez les personnes atteintes de gastrite chronique, « de gastralgies, de flatuosités (V. Duval, 1852.) Nous trouvons le même témoignage porté par Rognetta (*Annales de thérapeutique.*) Nous compléterons ces observations en ajoutant que les eaux carbonatées calciques de Condillac sont très-avantageuses et particulièrement recommandables dans les diarrhées avec flatuosités, gonflement et tension de l'estomac. (Socquet, *ibid.*, 160, 161.) »

Dans leur traité général, les auteurs n'ont pu citer que quelques lignes du mémoire de l'un d'eux sur les eaux de Condillac. Nous croyons devoir placer ici un extrait de ce remarquable travail :

« ...... En dehors de l'acide carbonique, on trouve dans la source Anastasie (de Condillac), une certaine quantité de bicarbonate de chaux, 1 gr. 354. Or, la présence de ce sel ajoute beaucoup hygiéniquement à la valeur de cette eau ; c'est là un fait qui a été mis dans tout son jour par les belles expériences de MM. Boussingault et Dupasquier. »

« Le bicarbonate de chaux des eaux potables est décomposé par « l'acide du liquide gastrique avec dégagement d'acide carbonique ; « il opère en saturant les acides de l'estomac et en stimulant la « membrane muqueuse par l'acide carbonique qu'il laisse dégager « en se décomposant. Rien n'est donc plus certain et plus évident « que l'action utile de ce sel dans l'acte de la digestion. » (Dupasquier, ouv. cité, p. 94.)

« Un médecin, M. Jeannel, qui s'est beaucoup occupé de la question des eaux potables, au point de vue de l'hygiène civile et militaire, n'est pas moins affirmatif sur les avantages du bicarbonate de chaux, uni au *chlorure de sodium* (et c'est ce qui a lieu pour les eaux de Condillac) dans l'acte de la digestion. »

« Les eaux réputées les meilleures pour servir de boisson, dit-il, « tiennent en dissolution une faible quantité de carbonate de chaux « et de sel marin (*chlorure de sodium*). Ces deux sels doivent être « considérés comme essentiellement utiles; le carbonate de chaux « dissous, à la faveur de l'acide carbonique, se décompose dans « l'estomac, sous l'influence des acides du suc gastrique; les résul- « tats de cette décomposition sont de l'acide carbonique qui favo- « rise la digestion, en produisant une excitation légère et un sel « soluble de chaux. » (Des eaux potables, Bordeaux, 1848.)

« C'est à cette décomposition lente du bicarbonate de chaux dans l'estomac lui-même, avec dégagement ménagé d'acide carbonique, que les eaux gazeuses naturelles doivent leur supériorité sur les eaux gazeuses artificielles. Les premières (naturelles) agissent longtemps, avec modération, sans brusquerie, et par là ne peuvent fatiguer l'estomac, tandis que les secondes (artificielles), laissant tout à coup dégager leur gaz en abondance, produisent une distension rapide et douloureuse des parois stomacales ; en un mot, elles fatiguent, par cette seule action toute mécanique, et pourtant inévitable pour toutes les eaux artificielles. »

« Le carbonate de chaux, non-seulement active les digestions, comme nous venons de le voir, mais encore l'on sait, depuis les savantes expériences de M. Boussingault, qu'il rend de très-grands services dans la nutrition en général, mais spécialement dans la formation du système osseux. Cet habile chimiste agronome a prouvé, en effet (Compte-rendu de l'académie des sciences, 1846) que des animaux nourris à l'ordinaire, abreuvés d'eau distillée, c'est-à-dire d'une eau complétement privée de sels, deviennent *rachitiques* ou *nains*. »

« Il résulte des faits que nous venons d'exposer, que l'eau de Condillac (source Anastasie), par sa composition minérale (bicarbonate de chaux, chlorure de sodium, faibles traces d'iodure) et par le gaz acide carbonique qu'elle renferme en abondance, est *éminemment favorable soit à la digestion*, soit *à la nutrition*, et qu'elle l'emporte sous ces deux points de vue, ainsi que par son goût franchement piquant, sur les autres eaux gazeuses connues jusqu'à ce jour. »

« Ces eaux se conservent un temps très-long et se transportent au loin sans altération : l'observation a même fait voir qu'elles étaient plus savoureuses six mois après leur embouteillement, sans doute par suite de la combinaison plus intime de leurs divers éléments, principalement du gaz acide carbonique. » ( Socquet, *ibid.* )

APPAREIL URINAIRE. —..... « Les eaux de Condillac ont réussi dans les affections des organes urinaires (gravelle, catarrhe de la vessie). « C'est encore un fait d'observation clinique que le carbonate de chaux convient dans les maladies des voies urinaires; les eaux de Condillac seront donc avantageusement conseillées dans ces cas. » (Socquet, *ibid.*) « J'ai fait expulser une quantité notable de graviers à un de mes amis, malade d'une néphrite subaiguë. » (V. Duval). « MM. Sauvet et Armand s'accordent à signaler leur utilité dans la gravelle et les maladies chroniques des reins et de la vessie ). »

APPAREIL GÉNITAL.— « Elles paraissent convenir dans les flueurs blanches, dans les irrégularités de la menstruation, la chlorose, etc. Je leur ai dû, en 1852, la guérison d'une de mes jeunes malades qui était à la fois chlorotique et aménorrhéique. » ( Duval. ) « Les médecins de la localité les ont trouvées très-salutaires contre les pâles couleurs. (Rognetta, Sauvet, Armand.) »

« Il appartiendra à une expérience plus étendue de déterminer la portée thérapeutique des eaux de Condillac d'une manière plus complète. ». (P. 161.) *

---

* L'analyse faite par M. O. Henry indique l'*iode* comme *sensible* dans l'eau de Condillac. La plupart des eaux calciques gazeuses (Chateldon, Pougues, Saint-Galmier, etc.,) sont privées de cet agent. Celle de Condillac a donc l'avantage de la salubrité, comme boisson habituelle; de plus, elle est nettement indiquée, soit comme prophylactique, soit comme auxiliaire, contre les affections qui réclament l'emploi de l'iode.

MM. Pétrequin et Socquet en énumèrent un grand nombre :

« L'utilité de l'iode dans les scrofules et le goître est aujourd'hui incontestée... « La matière médicale ne possède pas de « modificateur plus puissant que ce métalloïde, pour l'opposer à « ce groupe nombreux de formes morbides *qui relèvent du lym-* « *phatisme.* » (Trousseau et Pidoux, t. I, p. 257.) Les eaux minérales *iodurées* jouissent des mêmes prérogatives. » (P. 580.)

« ..... Nous citerons l'opinion d'un dermatologue instruit (Baumès) : « Il faut reconnaître, dit-il, que l'iode jouit de l'efficacité la plus remarquable contre la plupart des manifestations « de la diathèse scrofuleuse. » (P. 585.)

« *Affections des membranes muqueuses.* Les eaux iodurées exercent une action manifeste sur les maladies des diverses muqueuses. » (P. 596.)

« *Maladies des organes parenchymateux* (foie, rate, ovaire, utérus). L'action résolutive puissante de l'iode n'est plus un doute pour personne aujourd'hui. Chaque jour le praticien l'administre avec succès dans divers engorgements, et nul médicament n'active autant l'absorption interstitielle. » (P. 587.)

L'eau iodurée de Condillac doit être la boisson habituelle des personnes à tempérament lymphatique. (Tampier.)

« J'ai fait boire, avec soulagement, de l'eau de Condillac à une

## RÉCAPITULATION GÉNÉRALE.

### DE LA SPÉCIALITÉ D'ACTION DES EAUX MINÉRALES ALCALINES.

Sous ce titre, les auteurs résument le chapitre troisième de leur savant ouvrage:

« ...... Certains troubles des organes digestifs, qui sont sous la dépendance d'une subphlogose non spécifique, guériront aux eaux salines comme aux eaux alcalines. Cependant, quand il s'agit d'un état *catarrhal* des muqueuses, certaines eaux alcalines sont plus spécialement indiquées et réussissent mieux; ce sont les *eaux calciques* ou calciques magnésiennes qui méritent alors la préférence. Ainsi, lorsqu'il existe des désordres du côté du tube digestif, accompagnés de flatuosités, de diarrhée ; quand on a à traiter des catarrhes vésicaux simples, des leucorrhées vaginales de même nature, les eaux calciques de *Condillac*, Châteldon, ou calciques magnésiennes de Saint-Galmier, Contrexeville, Pougues, etc., seront plus spécialement indiquées.... » ( P. 178.)

---

« célèbre écuyère atteinte de phthisie pulmonaire scrofuleuse au
« 3ᵉ degré. C'était la seule boisson que son estomac pût supporter ;
« j'ajouterai que tous les jours j'emploie ces eaux dans les mani-
« festations scrofuleuses les plus graves et avec le plus grand
« succès; elles ont surtout une action puissante pour combattre
« la fièvre hectique, qui complique si souvent les affections locales
« scrofuleuses. » (V. Duval, *Traité de la maladie scrofuleuse*,
p. 186.)

Les eaux de Saint-Galmier sont funestes aux poitrinaires. (Ladevéze, médecin inspecteur.)

Les eaux de Pougues sont contre-indiquées dans la phthisie pulmonaire. (Patissier.)

Toutes les eaux contre-indiquées dans la phthisie tendent à développer le lymphatisme et prédisposent ainsi aux scrofules, si l'on en fait un usage un peu prolongé. (Tampier.)

## DE L'ACTION THÉRAPEUTIQUE.

### DU GAZ ACIDE CARBONIQUE DES SOURCES ALCALINES.

« ..... Le gaz acide carbonique libre que renferment les eaux minérales alcalines les rend petillantes et mousseuses, et leur donne un goût agréable. Si nous avons dit que le gaz acide carbonique était un élément minéralisateur trop faible pour lui attribuer les principaux effets des eaux minérales et pour faire admettre une classes *d'eaux acidules*, cependant il ne faudrait pas aller au delà de notre pensée, et supposer que nous n'en tenons aucun compte. En effet, si, à lui seul, il ne communique point aux eaux alcalines les propriétés médicales qui les distinguent, il est, néanmoins, un auxiliaire très-utile : il leur enlève la saveur salée ou alcaline peu agréable qu'elles auraient sans lui ; il leur transmet un goût acidule qui plaît, et les fait rechercher même pour l'usage de la table (*Condillac*, Châteldon, Saint-Galmier, Saint-Alban, etc.) ; en outre, introduit avec elles dans l'estomac, il en facilite la digestion et en fait, comme on dit, des eaux *hygiéniques* légères qui sont bien supportées, tandis que sans lui, elles deviendraient lourdes et engendreraient le dégoût. » (P. 182-183.)

« Notre conviction sur ce point, dit M. Socquet, n'a fait depuis que se fortifier par une observation plus étendue, et nous regardons l'acide carbonique dissous dans l'eau comme un puissant *agent hygiénique* propre à faciliter les digestions et à prévenir ou dissiper ces langueurs, ces lassitudes et cette impuissance physique et morale qui fatiguent tant pendant les grandes chaleurs. »

« Une eau rendue piquante par une grande quantité d'acide car-
« bonique peut être très-propre à servir *de boisson ordinaire*, quoi-
« qu'elle ne convienne pas à tous les emplois du ménage. Les
« habitants des pays où existent des sources d'eau acidule
« gazeuse en font un usage habituel sans le moindre inconvénient,
« et même avec des avantages notables. » (Dupasquier, ouvrage cité, p. 78. )

« Ajoutons, comme preuve indirecte, que les eaux privées d'acide carbonique, comme celles de neige, de certaines rivières qui proviennent directement de leur fonte (l'Arbe), de certains lacs ( le Léman ), sont impropres à la boisson et pèsent à l'estomac. »

« Quant à la proportion d'acide carbonique, les eaux de Condillac présentent, sous ce rapport, comme nous l'avons dit au commencement, une richesse supérieure à celles des autres eaux minérales généralement employées. Aussi, ont-elles un goût piquant très-prononcé et qui flatte si agréablement le palais, qu'elles ont mérité le surnom de *Reine des eaux de table.* »

« Mêlées au vin, elles n'en altèrent pas la couleur et ne la font point virer au violâtre, ainsi que cela a lieu pour les autres eaux alcalines gazeuses (Vichy, Saint-Galmier, Seltz, etc. ), ce qui est dû, sans doute, à la quantité bien plus considérable de gaz acide carbonique qu'elles renferment. Sous tous ces rapports, les eaux gazeuses de Condillac, comme *eaux hygiéniques d'agrément rafraîchissantes, sont donc sans rivales.* » (Socquet, *ibid.* )

## SOURCE LISE.

### ANALYSE DE M. O. HENRY, 1852.

| | |
|---|---|
| Acide carbonique libre................ | 0 gr. 530 |
| Hydrogène sulfuré libre...... | sensible à la source. |
| Bicarbonate de chaux................ | 0 gr. 954 |
| — soude anhydre.......... | 0 — 185 |
| — magnésie............... | peu. |
| Silicate de chaux et d'alumine......... | 0 gr. 715 |
| Chlorure de calcium et de sodium...... | 0 — 170 |
| Sulfate anhydre de soude............. | 0 — 090 |
| — de chaux................... | sensible. |
| Oxyde de fer crénaté et carbonaté....... | 0 gr. 031 |
| Matière organique................... | indéterm. |
| Manganèse, arsenic (dans le dépôt ocracé). | trace. |

**2,115**

SOURCE LISE. — « C'est une eau médicinale. C'est à l'heureuse combinaison d'iode, de soufre, de fer, de manganèse et même d'arsenic qu'elle contient avec ses sels alcalins, qu'elle doit l'action curative que lui attribuent M. Tampier dans les scrofules, M. V. Duval dans la chlorose, l'aménorrhée et certaines formes de phthisie, M. Blanc dans la stérilité, M. Sauvet dans le catarrhe chronique de la vessie et dans les convalescences laborieuses, M. Socquet dans les bronchites chroniques et les affections de la peau. » (Ch. 1, p. 37 et 38).

« La source Lise se distingue par la quantité notable de carbonate et de crénate de fer qu'elle renferme ; ce fait est d'autant plus important, que les maladies qui réclament l'usage des préparations ferrugineuses sont plus répandues. L'on sait combien sont fréquentes les pâles couleurs, les flueurs blanches, l'absence ou l'irrégularité de la menstruation, et si nous faisons attention que ces maladies coïncident souvent, soit avec un tempérament lymphatique ou scrofuleux, soit avec des engorgements de l'utérus ou de ses annexes, soit enfin avec des affections de la peau, l'on conçoit de suite combien est utile et précieuse la réunion du fer aux éléments *iode et soufre.* Ce sont là précisément les combinaisons heureuses que nous présente la source Lise. »

« Les iodures et l'acide sulfhydrique y sont en proportion à la vérité faible, quoique très-sensible, mais cette particularité doit être regardée plutôt comme un avantage, puisque fréquemment on est obligé de couper avec de l'eau simple les eaux sulfureuses et iodurées qui sont trop fortement chargées; n'est-il pas préférable de faire usage d'une eau naturellement faible, mais dont tous les éléments sont intimement combinés et pénétrés, molécule à molécule, de leur eau de dissolution, que de les mêler, au moment de les boire, avec une eau étrangère? La première (naturelle) passera toujours plus facilement et agira avec douceur, tandis que la seconde (allongée artificiellement) sera certainement plus excitante et moins maniable, si l'on peut ainsi dire. D'ailleurs, depuis longtemps l'expérience a démontré que les eaux faiblement minéralisées, sont les mieux tolérées et ne sont pas les moins efficaces; témoins les eaux de Neris, Plombières, Luxeuil, Bourbonne, etc., qui, chaque année, opèrent de si nombreuses guérisons. Disons enfin que les eaux de la source Lise, par la proportion de carbonate calcique qu'elles renferment, voient encore s'agrandir le cercle de leurs applications thérapeutiques (voir plus haut source Anastasie), et s'adressent à un grand nombre d'états morbides et de malaises qui viennent compliquer si souvent les affections principales; indications que ne pourraient remplir des eaux minérales plus simples dans leur composition. » (Socquet, *ibid.*)

# MAISONS DE GROS A PARIS :

C<sup>IE</sup> des Propriétaires de sources, 3, passage Ste-Croix de la Bretonnerie ;

C<sup>IE</sup> des Eaux de Vichy, rue des Pyramides ;

D'Esbeck, 12, r. J.-J.-Rousseau ; — Lescun, 18, r. de Choiseul, pharmacie Centrale ;

Chez tous les Droguistes

## A 40 CENT. VERRE COMPRIS.

# DÉTAIL

## DANS TOUTES LES PHARMACIES

Les Succursales de la C<sup>IE</sup> des Eaux de Vichy et de la C<sup>IE</sup> des Propriétaires de sources

## A 50 CENT. VERRE COMPRIS

*Les bouteilles de la source Anastasie sont ficelées et goudronnées, celles de la source Lise sont capsulées à l'étain.*

Paris, imp. de L. TINTERLIN, rue Neuve-des-Bons-Enfants, 3.